Patientenratgeber Schwindel

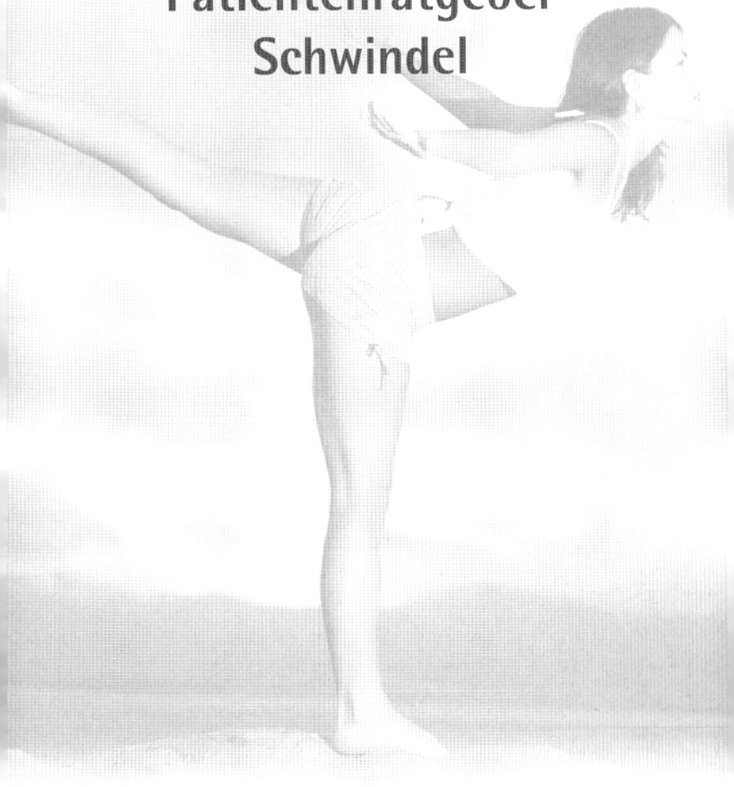

Börm Bruckmeier Verlag

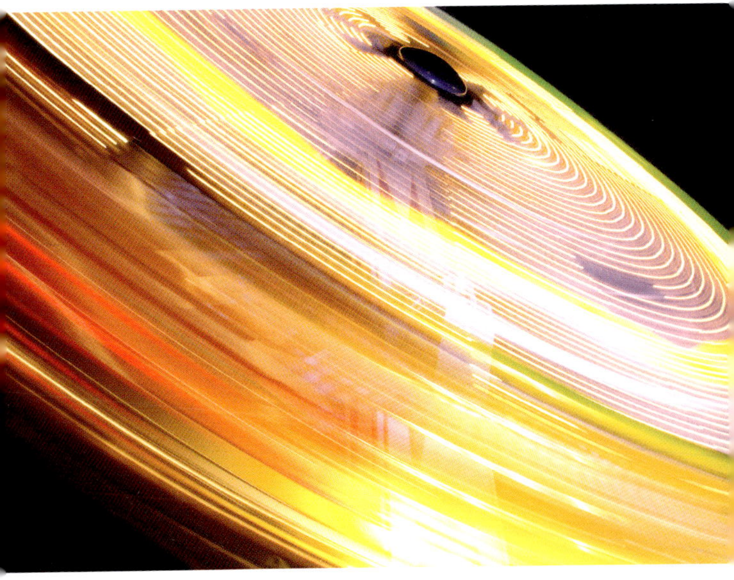

Schwindel – (k)ein Problem

Fast jeder Mensch hat schon mal ein Schwindelgefühl erlebt, vielleicht in der Achterbahn, beim Tanzen oder nach einem Gläschen Wein. Meistens ist die Ursache vollkommen harmlos. Manchmal zeigt das schummrige Gefühl im Kopf aber auch, dass etwas im Körper nicht stimmt.

Schwindel ist sehr weit verbreitet und nach Kopfschmerzen die häufigste Ursache, warum Menschen einen Arzt aufsuchen.

So vielfältig die verschiedenen Schwindelformen sind, etwa Dreh- oder Schwankschwindel, Benommenheit oder Gangunsicherheit, so viele mögliche Ursachen gibt es auch. Manchmal ist vielleicht nur der Blutdruck etwas zu niedrig, in anderen Fällen liegt möglicherweise eine Entzündung im Ohr vor.
Je nach Ursache gibt es verschiedene Möglichkeiten, ein Schwindelgefühl zu behandeln. Dazu gehören z.B. spezielle Krankengymnastik, Medikamente und natürlich eine gesunde Lebensführung. Glücklicherweise ist es nur sehr selten nötig, einen operativen Eingriff durchzuführen.
Mit diesem Ratgeber möchten wir Ihnen helfen, Ihr persönliches Schwindelgefühl genau zu verstehen.

- Wie entsteht eigentlich ein Schwindelgefühl?
- Ist Schwindel eine Krankheit?

- Was untersucht der Arzt, wenn Sie über Schwindel klagen?
- Wie behandelt Ihr Arzt das Schwindelgefühl?
- Was können Sie selbst gegen Ihren Schwindel tun?

In den meisten Fällen verschwindet das Schwindelgefühl durch die richtige Behandlung völlig. So können Sie Ihr Leben wieder in vollen Zügen genießen und begegnen dem Schwindel nur noch, wenn Sie es selbst wollen – z.B. auf dem Tanzparkett oder nach einem Gläschen Wein.

Wir wünschen Ihnen viel Erfolg!

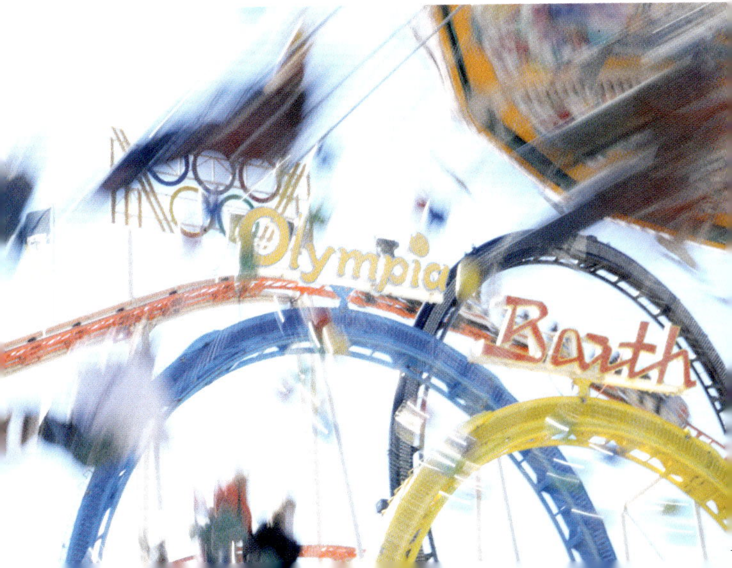

1 Was ist Schwindel?

Grundsätzlich beschreibt der Begriff „Schwindel" ein subjektives Gefühl: Die **Orientierung** im Raum ist **gestört** oder fällt sogar komplett aus. Im Einzelnen können sich die Wahrnehmungen der Betroffenen sehr stark unterscheiden:

- Beim einen dreht sich alles im Kreis, beim anderen scheint der Boden unter den Füßen zu schwanken.
- Mancher umschreibt mit Schwindel auch eher ein allgemeines Schwächegefühl, eine Kraftlosigkeit.
- Andere Menschen sehen verschwommen oder ihnen wird sogar regelrecht schwarz vor Augen.
- Manchmal fühlen sich die Betroffenen ängstlich oder panisch, auch Herzklopfen und Schweißausbrüche kommen vor.

Unter dem Oberbegriff „Schwindel" werden also unterschiedlichste Wahrnehmungen und Gefühle zusammengefasst.

Ist Schwindel eine Krankheit?

Nein. Schwindel ist ein **Symptom**. Ihr Körper macht sich bemerkbar und signalisiert, dass irgendetwas nicht in Ordnung ist. Bei harmlosen Schwindelformen, z.B. im Fahrstuhl oder beim Lesen im Auto, liegt es an den **unterschiedlichen Informationen**, die Ihre Sinnesorgane aufnehmen: Der Körper spürt eine Bewegung, das Auge nimmt aber keine Veränderung wahr. Manchmal sind es **organische Erkrankungen**, die Schwindel hervorrufen, z.B. eine Entzündung des Gleichgewichtsnervs oder die Menière-Krankheit. Beim sogenannten **psychogenen**

Schwindel gibt es dagegen keine organische Ursache, er wird durch die Psyche ausgelöst.
Leider können auch einige **Medikamente** als unerwünschte Nebenwirkung Schwindelgefühle auslösen.

Ihr Arzt verwendet vielleicht den lateinischen Begriff für Schwindel – „Vertigo". Kennen Sie den gleichnamigen Hitchcock-Klassiker? Scottie, die männliche Hauptperson, leidet unter Höhenangst, die sich auch als Schwindelattacken äußert.

Kann man Schwindel künstlich auslösen?

Ja, Schwindel kann gezielt auch bei vollkommen gesunden Menschen hervorgerufen werden, indem man z.B. starke Bewegungsreize in verschiedene Richtungen ausübt. Das kann jeder selbst einmal im Karussell ausprobieren. Dieses künstlich ausgelöste Schwindelgefühl nutzen Wissenschaftler auch, um neue Medikamente gegen Schwindel zu erforschen und zu testen.

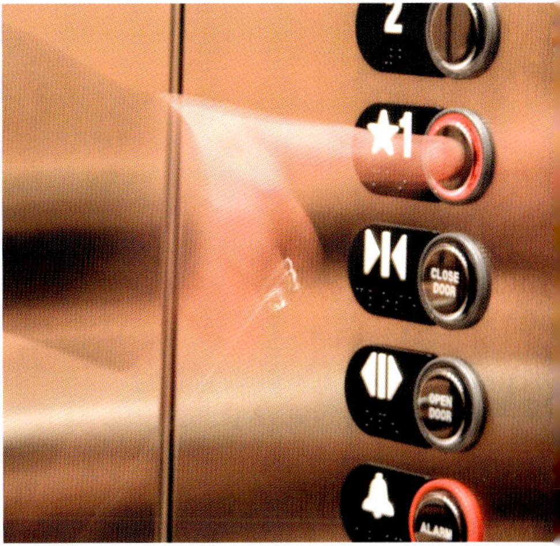

2 Wie Schwindel entsteht

Damit Sie in (fast) jeder Lebenslage im Gleichgewicht bleiben, müssen verschiedene Sinnesorgane zusammenarbeiten.

Schwindel entsteht, wenn das komplexe Zusammenspiel der beteiligten Sinnesorgane gestört ist.

2.1 Wie funktioniert das Gleichgewicht?

Gleich mehrere Sinnesorgane sind daran beteiligt, Ihren Körper im Gleichgewicht zu halten:

- Mit den Augen orientieren Sie sich optisch im Raum.
- Ihr Tastsinn sagt Ihnen, ob Sie z.B. sitzen oder stehen.
- Ihre Ohren arbeiten gleich doppelt für Sie:
  Das räumliche Hören hilft bei der Orientierung im Raum.
  Das Gleichgewichtsorgan in Ihrem Innenohr erkennt die Bewegungen und die Position Ihres Kopfes.

Diese Informationen werden im Gehirn weiterverarbeitet.

Das Gleichgewichtsorgan

Das Gleichgewichts- oder Vestibularorgan sitzt im Innenohr hinter dem Trommelfell. Es besteht aus drei knöchernen **Bogengängen**, die wie kreisförmige Schläuche aussehen und im rechten Winkel zueinander stehen. Der obere Bogengang ist für die Bewegungen „oben-unten" zuständig, die beiden seitlichen Bogengänge sind für die Richtungen „rechts-links"

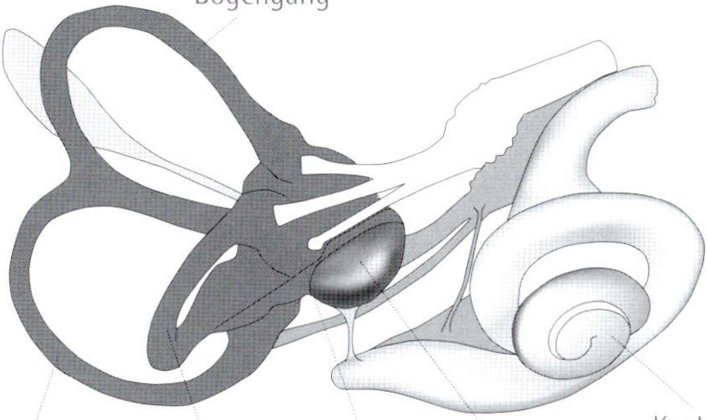

bzw. „vorne-hinten" verantwortlich. In den Bogengängen befinden sich Flüssigkeit, die Endolymphe, und Sinneszellen mit winzigen Härchen, die sogenannten Haarzellen.
Schon die kleinste Bewegung überträgt sich nur träge auf die Flüssigkeit – die Härchen biegen sich in die eine oder andere Richtung. Diese Richtungsänderung wird von den Sinneszellen wahrgenommen. Sie werden je nach Lage der Härchen mehr oder weniger aktiv, diese Erregung wird über die Nerven an das Gehirn weitergeleitet.
Außerdem befinden sich im Innenohr die beiden **Otolithenorgane** Sakkulus und Utrikulus. Diese sackförmigen Gebilde

enthalten winzige Steinchen (Otolithen) in einer gallertartigen Masse. Sie erkennen geradlinige vertikale Bewegungen, z.B. in einem Lift, sowie horizontale Bewegungen.
Jedes Gleichgewichtsorgan allein kann also alle Bewegungsrichtungen erkennen. Die doppelte Wahrnehmung von beiden Seiten im Normalfall sorgt im Gehirn für eine Verstärkung und Bestätigung der ankommenden Informationen.

Bei vielen Erkrankungen treten neben dem Schwindelgefühl auch Hörbeschwerden auf. Das liegt daran, dass Gleichgewichts- und Hörorgan (die Ohrschnecke) im Innenohr sehr nahe nebeneinander liegen und durch Blutgefäße und Nerven eng miteinander verbunden sind.

Was passiert bei Bewegung?

Sobald Sie Ihren Kopf drehen, verbiegen sich die Haarzellen in dem für diese Richtung zuständigen Bogengang. Die Aktivität der Sinneszellen auf der einen Seite erhöht sich, auf der anderen verringert sie sich entsprechend. So weiß Ihr Gehirn genau, in welche Richtung Sie sich gerade drehen. Es aktiviert als Nächstes die Augenmuskeln und löst so eine Bewegung der Augen aus, um das neue Blickfeld zu fixieren.
Wenn Sie Ihren Kopf seitlich drehen, z.B. weil Sie auf Ihrem Schreibtischstuhl langsam um die eigene Achse kreisen, bewegen sich Ihre Augen zunächst langsam in die Gegenrichtung, um das „alte" Blickfeld möglichst lange zu stabilisieren. Dann

folgt eine sehr schnelle Augenbewegung in die Drehrichtung, um das neue Gesichtsfeld einzufangen und zu fixieren.

| 2.2 Was stört das Gleichgewicht?

Unser Gleichgewicht hängt von dem exakten Zusammenspiel der verschiedenen Sinnesorgane ab. Ein Schwindelgefühl entsteht, wenn das Gehirn widersprüchliche Informationen erhält oder eines der beteiligten Organe krank ist.

Unterschiedliche Wahrnehmungen

Kommen widersprüchliche Informationen von den Sinnesorganen in Ihrem Gehirn an, wird dadurch das Schwindelgefühl ausgelöst: Wenn Sie z.B. im Auto (natürlich als Beifahrer) die Landkarte lesen, erhält Ihr Gehirn folgende Informationen: Die Gleichgewichtsorgane registrieren eine stetige Bewegung nach vorne. Ihre Augen hingegen sehen auf die Landkarte und melden: „Alles ist ruhig, es bewegt sich nichts."

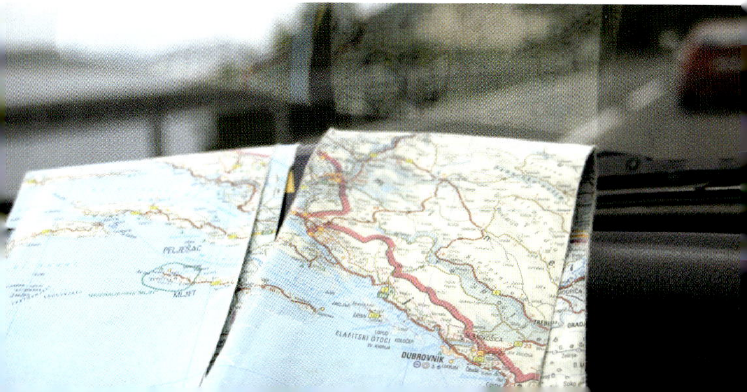

Ähnlich ist es auch bei der Seekrankheit: Ihre Gleichgewichtsorgane nehmen Bewegungen wahr, die Ihre Augen nicht bestätigen, weil Sie sich z.B. unter Deck aufhalten und das unruhige Meer nicht sehen. Im Gehirn kommen also Informationen an, die nicht zueinander passen – der Konflikt löst Schwindel aus.

Ein System fällt aus

Wenn ein Teil des Gleichgewichtssystems in seiner Funktion gestört ist oder sogar total ausfällt, tritt Schwindel auf. Da so viele verschiedene Organe unser Gleichgewicht aufrechterhalten, gibt es viele Möglichkeiten für eine Störung:

- Oft ist ein Defekt im Gleichgewichtsorgan schuld an den Schwindelgefühlen. Krankheiten, die hier auftreten können, sind z.B. der gutartige Lagerungsschwindel, der Morbus Menière oder die Neuritis vestibularis.
- Ist das zentrale Nervensystem krank, wirkt sich das auch auf das Gleichgewichtsorgan aus – bei Durchblutungsstörungen im Gehirn oder multipler Sklerose ist Schwindel typisch.
- Migräne, Erkrankungen des Mittelohrs oder ein Tumor am Gleichgewichtsnerv sind weitere Schwindelauslöser.

Die häufigsten Ursachen für Schwindel zusammen mit ihren typischen Symptomen, der Diagnose und der Therapie finden Sie detailliert in Kapitel 6 ab Seite 22.

Angenehmer Schwindel?

Manchmal ist ein leichtes Schwindelgefühl auch erwünscht. Karussells und andere Fahrgeschäfte bombardieren das

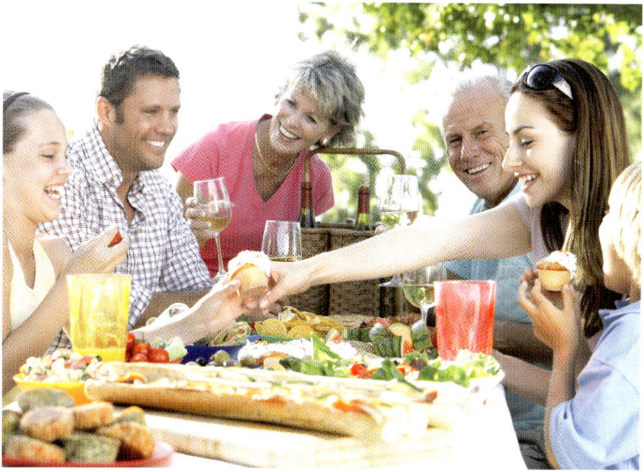

Gleichgewichtssystem regelrecht mit unzähligen Bewegungsreizen; das Gehirn kann diese nicht mehr adäquat verarbeiten und ein Schwindelgefühl entsteht. Kinder und Jugendliche empfinden dies oft als sehr angenehm und zeigen sich meist hartgesottener als begleitende Eltern oder Großeltern. Diese erleben dafür vielleicht ein leichtes Schwindelgefühl, wenn sie ein Glas Wein oder ein kühles Bier genießen.

Alkohol führt zu einer dauerhaften Erregung der Sinneszellen im Ohr, was von uns als Schwindelgefühl wahrgenommen wird. Außerdem wirkt Alkohol direkt auf die Gleichgewichtskontrolle im Gehirn ein.

3 Welche Schwindelformen gibt es?

Alles dreht sich im Kreis, der Boden unter den Füßen schwankt wie bei Windstärke 6, vor den Augen wird es schwarz, Übelkeit steigt die Kehle hoch, die Schweißdrüsen arbeiten übermäßig: Schwindel hat viele Gesichter. Die unterschiedlichen Schwindelformen können in zwei große Gruppen unterteilt werden.

3.1 Anatomischer (vestibulärer) Schwindel

Unter diesem Begriff fasst man alle Schwindelformen zusammen, bei denen Scheinbewegungen (des eigenen Körpers oder der Umgebung) auftreten. Ursache ist meistens eine Störung des Gleichgewichtsorgans (Vestibularorgan).

Folgende Schwindelgefühle sind typisch für diese Gruppe:

- Beim sogenannten Drehschwindel scheint sich alles im Kreis zu drehen, etwa wie beim Karussellfahren.
- Manchmal tritt ein „Liftgefühl" auf, Betroffene haben den Eindruck, im Boden zu versinken oder in ein Loch zu fallen.
- Seitwärtsschwindel äußert sich in dem Gefühl, von einer starken Kraft zur Seite oder nach vorne gezogen zu werden.

Alle Formen des vestibulären Schwindels haben gemeinsam, dass das Schwindelgefühl richtungsbezogen bzw. gerichtet ist.

Lageschwindel tritt nur bei bestimmten Haltungen bzw. Kopfpositionen auf.

3.2 Nichtvestibulärer Schwindel

Der Auslöser dieser Schwindelformen liegt meist außerhalb des Gleichgewichtssystems. Mögliche Ursachen sind z.B. Blutdruckschwankungen, Herz-Kreislauf-Probleme oder Augenerkrankungen. Manchmal kann nichtvestibulärer Schwindel auch die unerwünschte Nebenwirkung eines Medikaments oder der Vorbote eines Schlaganfalls sein.
Typisch für den nichtvestibulären Schwindel ist, dass die Betroffenen eher über unbestimmte Beschwerden klagen:

- Gefühl der Taumeligkeit oder Benommenheit
- ungerichtetes Schwanken
- Schwarzwerden vor Augen

Die Aufgabe Ihres Arztes ist es also nachzufragen, wie sich Ihr persönlicher Schwindel genau äußert. Dadurch erhält er schon einmal erste Rückschlüsse auf die Ursache.

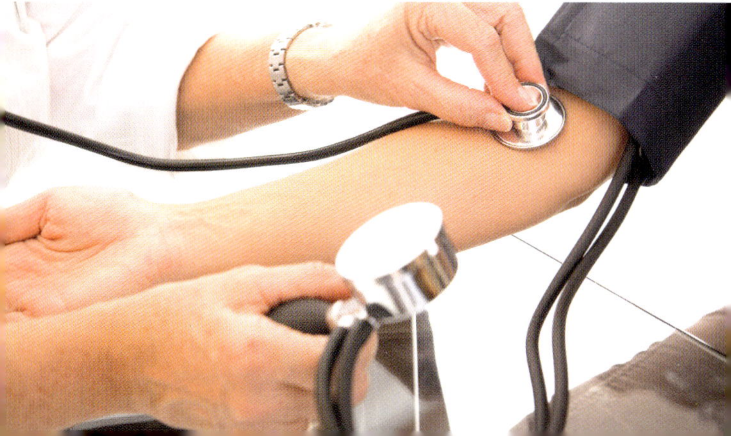

4 Untersuchungen bei Schwindel

Verschiedene Fachärzte wie Hals-Nasen-Ohren-Arzt, Augenarzt oder Neurologe können eine Schwindeldiagnostik durchführen, je nachdem, welche Organe betroffen sind.

Wenn Sie nicht wissen, welcher Facharzt der richtige für Sie ist, gehen Sie am besten zuerst zum Allgemeinarzt. Der führt schon einmal eine Grunduntersuchung durch und überweist Sie anschließend an den zuständigen Kollegen.

4.1 Allgemeine Untersuchung

Besonders wichtig ist die sogenannte Anamnese, bei der der Arzt Ihre Krankengeschichte erfragt. Bereiten Sie sich schon vor dem Arztbesuch auf dieses Gespräch vor, indem Sie sich zu Hause folgende Fragen stellen:

- Ist Ihr Schwindel richtungsbezogen (Drehen, Schwanken oder Fallen nach vorne/zur Seite)?
- Wie oft und wie lange tritt der Schwindel auf?
- Gibt es bestimmte Situationen, in denen der Schwindel auftritt (z.B. immer, wenn Sie auf der rechten Seite liegen)?
- Haben Sie außerdem andere Symptome, z.B. Übelkeit, Hörverlust, Kopfschmerzen?
- Leiden Sie unter anderen Erkrankungen?
- Nehmen Sie regelmäßig Medikamente?

Führen Sie am besten für einige Zeit einen „Schwindelkalender", in dem Sie täglich die Antworten auf diese Fragen notieren. Damit helfen Sie Ihrem Arzt bei der Diagnosefindung.

4.2 Untersuchung der Sinnesorgane

Bald hat Ihr Arzt vermutlich einen Verdacht, wo die Wurzel des Übels liegen könnte. Dementsprechend wird er eine oder auch mehrere der folgenden Untersuchungen durchführen.

Die Augen

Besonders wichtig sind die Augenbewegungen, da sie Hinweise auf eine Störung im Gleichgewichtssystem liefern können. Ihr Arzt wird Ihnen eine **Frenzelbrille** aufsetzen, die sehr starke

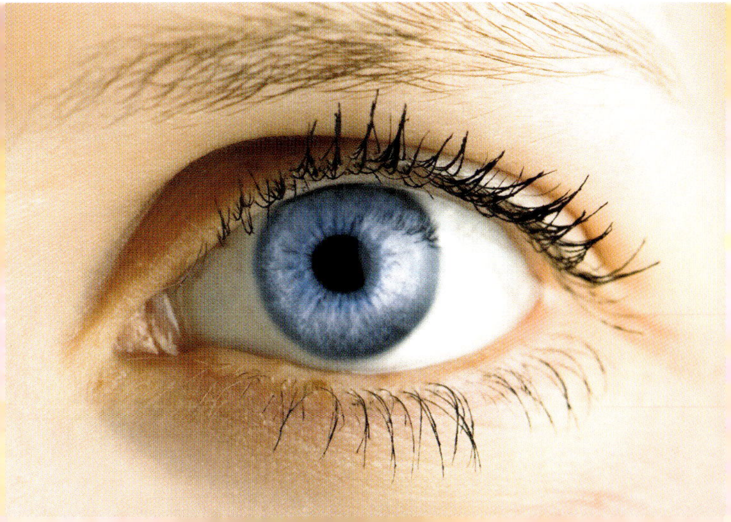

Gläser hat und beleuchtet ist. Da Sie nun nicht mehr scharf sehen und mit Ihrem Blick nichts fixieren können, werden Ihre Augenbewegungen verlängert. Ihr Arzt sieht Ihre Augen stark vergrößert und kann unwillkürliche, ruckartige Bewegungen (Nystagmen) gut erkennen.
Bei der **Videookulografie** tragen Sie eine Art Taucherbrille mit eingebauten Videokameras. Diese filmen Ihre Augenbewegungen, die dann elektronisch ausgewertet werden.
Die **Elektronystagmografie** zeichnet mithilfe von Elektroden, die an Ihren Schläfen befestigt sind, elektrische Spannungsschwankungen auf, die bei Augenbewegungen auftreten. Das ist völlig schmerzfrei und funktioniert ähnlich wie ein EKG.

Ohr und Gleichgewichtsorgan

Ihr Arzt wird auch Ihr Hörvermögen prüfen, da bei manchen

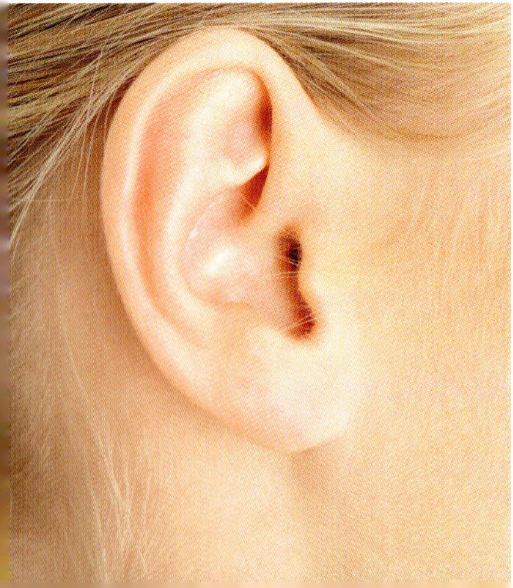

Schwindelerkrankungen (z.B. Morbus Menière) das Gehör geschädigt ist. Beim **Tonschwellenaudiogramm** wird untersucht, ab welcher Lautstärke Sie einen Ton wahrnehmen. Die **Messung der otoakustischen Emissionen** erfasst das sogenannte Innenohrecho, das bei jedem

Geräusch durch bestimmte Sinneszellen im Ohr (äußere Haarzellen) erzeugt wird.
Die **kalorische Prüfung** testet das Gleichgewichtsorgan. Die Gehörgänge werden dabei mit kaltem und warmem Wasser gespült. Wenn das Gleichgewichtsorgan funktioniert, reagieren Ihre Augen darauf mit Nystagmen.
Zusätzlich überprüft Ihr Arzt durch Gleichgewichtstests wie z.B. den **Romberg-Stehtest**, wie Sie mit offenen bzw. geschlossenen Augen im Stehen das Gleichgewicht halten.

4.3 Weitere Untersuchungen

Um bestimmte Krankheiten auszuschließen oder zu bestätigen, werden in seltenen Fällen folgende weitere Untersuchungen zur genaueren Diagnose durchgeführt:

- bildgebende Verfahren wie Computer- oder Kernspintomografie, Doppler- oder Duplexsonografie, die das Gehirn sichtbar machen (z.B. um einen Tumor auszuschließen)
- Blutuntersuchungen (z.B. bei Virusinfektionen)
- EKG (Elektrokardiogramm), um die Herzfunktion über einige Minuten, Stunden oder auch Tage zu überprüfen.

Führen Sie ein Schwindeltagebuch, in das Sie alle Infos rund um Ihren Schwindel eintragen. So sind Sie perfekt auf den Arztbesuch vorbereitet. Vorlagen gibt es im Internet z.B. unter www.schwindelambulanz-muenchen.de/html/Schwindeltagebuch.htm

5 Wie kann Schwindel behandelt werden?

Es gibt verschiedene Ansätze für die Behandlung von Schwindel. Die konkreten Therapien der einzelnen Schwindelformen werden in Kapitel 6 ab Seite 22 ausführlich dargestellt.

5.1 Krankengymnastik

Bestimmte Störungen wie der gutartige Lagerungsschwindel lassen sich sehr gut mit speziellen physiotherapeutischen Übungen behandeln, die einfach zu erlernen sind.

Bei fast allen Schwindelformen können krankengymnastische Übungen, die Ihr Gleichgewichtssystem trainieren, zu einer schnelleren Besserung beitragen und auch vorbeugend wirken.

5.2 Medikamente

Wenn die Schwindelbeschwerden besonders unangenehm sind, etwa beim Ausfall eines Gleichgewichtsorgans, werden akut **dämpfende Substanzen** eingesetzt. Dazu gehören z.B. die Wirkstoffe Dimenhydrinat oder Diazepam. Diese regulieren die Aktivität der Gleichgewichtszentren im Gehirn, sodass die akuten Beschwerden schnell verschwinden. Da sie auch allgemein dämpfend wirken und die natürlichen Erholungsvorgänge behindern, sollten sie jedoch nur kurze Zeit eingenommen werden. Für eine langfristige Besserung sind dann spezielle krankengymnastische Übungen besonders gut geeignet. Je nach Grunderkrankung wird Ihnen Ihr Arzt möglicherweise auch **durchblutungsfördernde** oder **entzündungshemmende** Medikamente verschreiben.

5.3 Verhaltenstherapie

Bei psychogenen Schwindelformen wie etwa dem phobischen Schwindel hat sich die Verhaltenstherapie bewährt (Erfolgsquote 75%). Betroffene lernen im Gespräch mit dem Therapeuten, die Angst auslösenden Situationen (z.B. U-Bahn, Menschenmengen) nicht zu meiden, sondern zu suchen und auszuhalten, bis die Angst und damit auch der Schwindel nachlassen.

5.4 Operationen

Nur sehr selten ist bei Schwindelbeschwerden eine Operation nötig. Bei besonders schweren Formen der Menière-Krankheit wird als letzte Therapiemöglichkeit operativ das betroffene Gleichgewichtsorgan ausgeschaltet, damit es keine Schwindelattacken mehr auslöst. Dabei kann allerdings versehentlich das Hörvermögen beeinträchtigt werden.

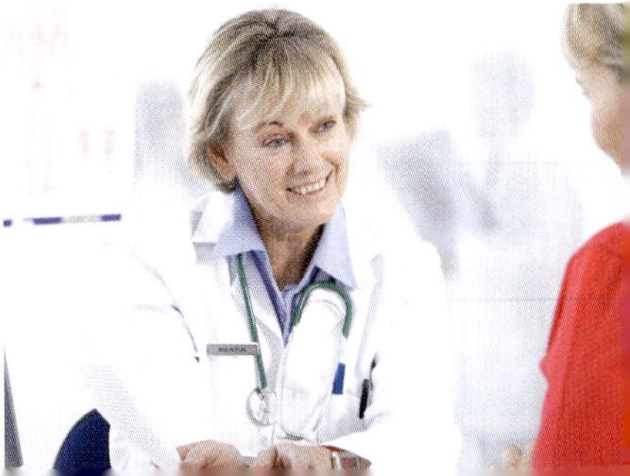

6 Die Schwindelformen

In diesem Kapitel finden Sie die häufigsten Schwindelformen mit ihren typischen Symptomen, ihrer Diagnose sowie den verschiedenen Therapiemöglichkeiten.

6.1 Der gutartige Lagerungsschwindel

Wird Ihnen immer schwindelig, wenn Sie sich im Bett von einer Seite zur anderen drehen? Oder wenn Sie sich aus gebückter Haltung aufrichten? Dann leiden Sie wahrscheinlich unter dem sogenannten gutartigen Lagerungsschwindel, eine der häufigsten Schwindelerkrankungen.

Wie entsteht der gutartige Lagerungsschwindel?

Ursache ist eine Störung im Otolithenorgan. Teilweise spontan, manchmal auch nach Schädelverletzungen oder aufgrund altersbedingter Abbauvorgänge lösen sich gelegentlich die Otolithen (Ohrsteinchen) von den Sinneszellen ab, auf denen sie normalerweise fixiert sind. Dann irren sie im Gleichgewichtsorgan herum, bevorzugt im hinteren Bogengang. Wenn Sie dann Ihre Kopfposition ändern, geraten die Kristalle in Bewegung. Sie reizen die Sinneszellen im hinteren Bogengang und lösen dadurch ein intensives Schwindelgefühl aus.

Der gutartige Lagerungsschwindel wird durch abgelöste Ohrsteinchen hervorgerufen.

Welche Symptome treten typischerweise auf?

Das wichtigste Symptom sind kurze Drehschwindelattacken, die nur nach einer Lageänderung auftreten, z.B. wenn Sie sich im Bett von einer Seite auf die andere drehen oder sich bücken und wieder aufrichten. Der Schwindel dauert meist zwischen einigen Sekunden und 1 Minute. Manchen Betroffenen wird übel, selten kann es auch zu Erbrechen kommen.

Welche Untersuchungen führt der Arzt durch?

Hat Ihr Arzt, nachdem er Sie eingehend befragt hat, den Verdacht, dass Sie unter gutartigem Lagerungsschwindel leiden, wird er eine sogenannte **Lagerungsprobe** durchführen. Dabei fordert er Sie auf, vom Sitzen rasch in die Seitenlage zu kippen, und beobachtet währenddessen genau Ihre Augen. Leiden Sie unter gutartigem Lagerungsschwindel, treten jetzt typischerweise Nystagmen auf.

Der Arzt kann so auch erkennen, welche Seite betroffen ist: Tritt der Schwindel ausschließlich oder viel stärker auf, während der Patient auf der rechten Seite liegt, ist das rechte Gleichgewichtsorgan betroffen, und umgekehrt.

Wie wird Lagerungsschwindel behandelt?

Die gute Nachricht ist: Nach nur wenigen einfachen Übungen verschwindet bei 90% aller Betroffenen der Schwindel. Abhilfe schafft das sogenannte **Lagerungsmanöver**. Führen Sie die Übungen zunächst zusammen mit Ihrem Arzt oder Physiotherapeuten durch, um die Bewegungsabläufe richtig einzuüben.

Lagerungstraining nach Epley

Sie benötigen für die Übung eine Liege oder ein Bett. Legen Sie darauf etwa in Schulterhöhe ein Kissen, sodass Ihr Kopf, wenn Sie auf dem Rücken liegen, leicht nach hinten überstreckt ist. Setzen Sie sich auf das Bett und drehen Sie Ihren Kopf 45° nach rechts.

- *Legen Sie sich nun auf den Rücken; Ihre Schultern liegen auf dem Kissen, Ihr Kopf ist weiterhin 45° nach rechts gedreht und leicht nach hinten überstreckt. Bleiben Sie 30 Sekunden in dieser Position.*
- *Jetzt drehen Sie nur Ihren Kopf, ohne ihn anzuheben, 90° nach links. Bleiben Sie wiederum 30 Sekunden so liegen.*
- *Nun bewegen Sie Ihren Kopf und Ihren Körper 90° nach links (Sie schauen nun quasi schräg in die Matratze) und bleiben Sie 30 Sekunden in dieser Haltung.*
- *Setzen Sie sich jetzt, jedoch ohne vorher in die Rückenlage zurückzurollen, aus dieser Position heraus auf.*
- *Führen Sie diese Bewegungsfolge dreimal täglich durch.*
- *Wenn 24 Stunden lang keine Schwindelbeschwerden aufgetreten sind, können Sie mit den Übungen aufhören.*

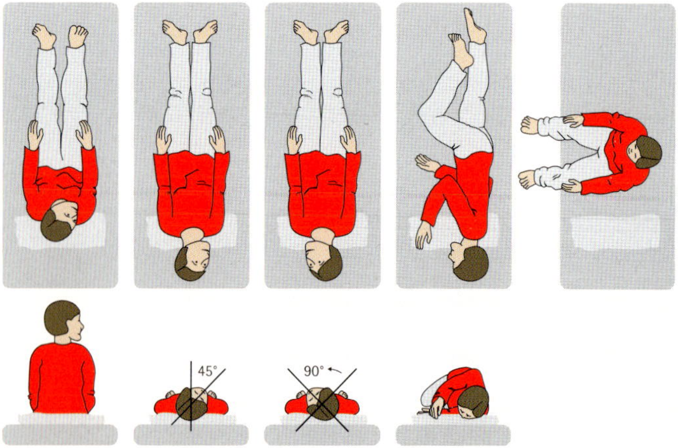

Falls die Beschwerden wieder auftreten, können Sie auch jederzeit alleine zu Hause trainieren.
Als Beispiel ist das Lagerungstraining beschrieben, wenn das rechte Ohr betroffen ist. Für die linke Seite führen Sie alle Bewegungen in die Gegenrichtung aus.

Manchmal wird durch die Übungen ein kurzer Lagerungsschwindel ausgelöst. Das ist eine normale Reaktion, die schnell wieder abklingt.

Lässt sich der Lagerungsschwindel komplett heilen?

Bei den Lagerungsübungen werden die verirrten Ohrsteinchen nicht aufgelöst, sondern lediglich an eine andere Stelle im Innenohr transportiert, wo sie keinen Schwindel mehr hervorrufen. Deshalb kommt es gar nicht so selten vor (etwa bei 40% aller Betroffenen), dass die Ohrsteinchen wieder wandern und einen Rückfall auslösen. Mithilfe des Lagerungsmanövers können Sie sich aber auch bei einem Rückfall schnell wieder von den Beschwerden befreien.
Durch andere Übungen, wie das Lagetraining nach Brandt und Daroff, können Sie aktiv dazu beitragen, einer erneuten Ablagerung der Ohrsteinchen im Bogengang vorzubeugen.

Ihr Arzt verwendet unter Umständen den medizinischen Fachbegriff für gutartigen Lagerungsschwindel: benigner paroxysmaler Vertigo (BVP).

Lageübung nach Brandt und Daroff

- *Setzen Sie sich aufrecht auf die Kante Ihres Bettes, Ihr Blick zeigt geradeaus, die Arme hängen locker seitlich herab.*
- *Kippen Sie Ihren Oberkörper rasch zur erkrankten Seite, bis Ihr Ohr auf dem Bett aufliegt. Bleiben Sie 30 Sekunden so liegen.*
- *Richten Sie sich wieder zur aufrechten Sitzposition auf, der Blick zeigt geradeaus. Bleiben Sie 30 Sekunden in dieser Haltung.*
- *Nun kippen Sie mit Ihrem Oberkörper zur gesunden Seite, bis Ihr Ohr auf dem Bett liegt. Auch so bleiben Sie 30 Sekunden.*
- *Richten Sie Ihren Oberkörper wieder auf und bleiben Sie weitere 30 Sekunden mit geradeaus gerichtetem Blick sitzen.*
- *Machen Sie 3-mal täglich jeweils 5 Durchgänge.*

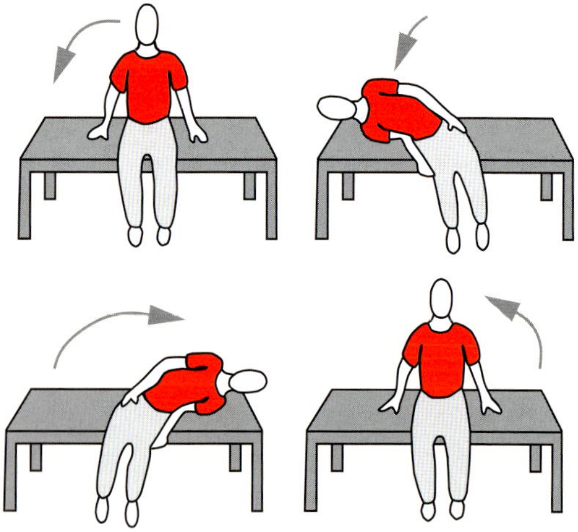

Gibt es noch andere Behandlungsmethoden?

Eine **Operation** ist beim gutartigen Lagerungsschwindel nur äußerst selten nötig, wenn das Lagerungstraining keine Wirkung zeigt oder die Ohrsteinchen beidseitig auftreten. **Medikamente**, sogenannte Antivertiginosa, können lediglich die manchmal auftretende Übelkeit lindern. Sie haben aber keinen Einfluss auf die losgelösten Otolithen. Wenn Sie während der Lagerungsübungen unter sehr starker Übelkeit leiden, kann Ihnen Ihr Arzt ein Antivertiginosum verschreiben.

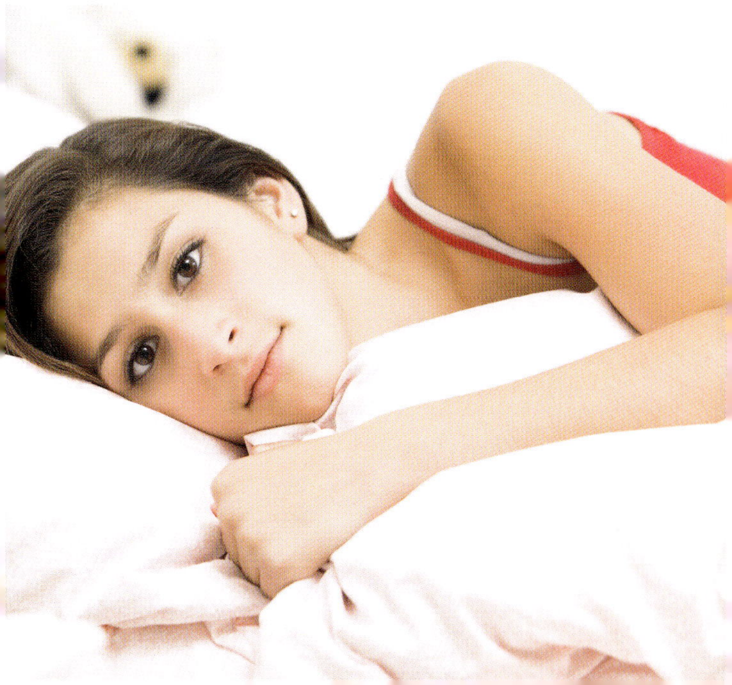

| 6.2 Morbus Menière

Leiden Sie unter attackenartigem Drehschwindel kombiniert mit Hörverlust und Ohrgeräuschen? Dann könnte es sein, dass Ihr Arzt bei Ihnen die Menière-Krankheit feststellt.

Wie entsteht Morbus Menière?

Der Ursprung von Morbus Menière liegt im Gleichgewichtsorgan. Die Ursache ist aber noch nicht eindeutig geklärt.
Man vermutet, dass die Krankheit mit der Endolymphe zusammenhängt, jener Flüssigkeit, die die Sinneszellen in den Bogengängen umgibt. Durch irgendeinen äußeren Einfluss (als mögliche Ursache werden z.B. Virusinfektionen diskutiert) verändern sich Strukturen im Innenohr, die den Druck der

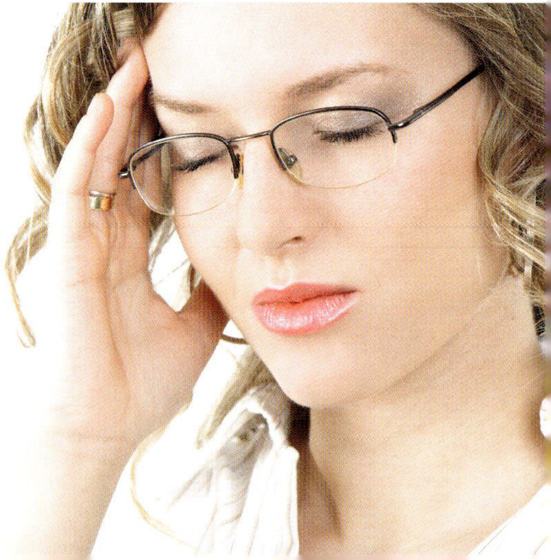

Endolymphe regeln. Es entsteht ein Überdruck. Wird der Druck zu hoch, reißen die Membranen, die die verschiedenen Teile des Innenohrs voneinander trennen, ein.
Dadurch vermischen sich die beiden Innenohrflüssigkeiten Endolymphe und Perilymphe. Dies führt zu einer krankhaften Erregung der Sinneszellen im Ohr, die Schwindel, Hörverlust und Ohrgeräusche hervorruft, die typischen Symptome eines Morbus-Menière-Anfalls. Im Frühstadium der Krankheit wachsen die Risse in den Membranen wieder zusammen, die Beschwerden bilden sich komplett zurück.
Im späteren Stadium können sich die Risse nicht mehr verschließen. Die Betroffenen leiden dann auch nach Abklingen der Anfälle weiter unter Schwindel und Hörverlust.

Die charakteristische Kombination aus Drehschwindel, Schwerhörigkeit und Ohrgeräuschen wird in der Fachsprache als Menière-Trias bezeichnet.

Welche Symptome treten typischerweise auf?

- Kennzeichnend für Morbus Menière sind anfallsartige Attacken, bei denen Drehschwindel, Hörstörungen, Ohrgeräusche, Nystagmen, Übelkeit und Erbrechen auftreten. Manchmal kommt das Gefühl eines verstopften Ohrs dazu.
- Die einzelnen Anfälle dauern zwischen einigen Minuten und wenigen Stunden, in der Regel nicht länger als ein Tag.
- Die Anfälle treten vollkommen unregelmäßig auf und können jederzeit, tagsüber oder auch nachts, vorkommen.

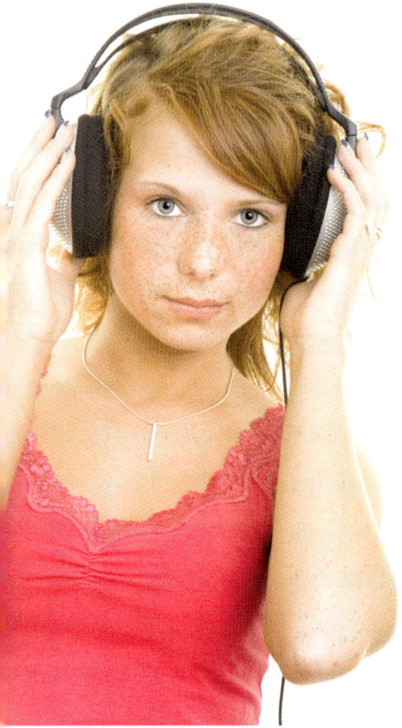

Zu Beginn der Erkrankung sind die Betroffenen nach den Attacken wieder komplett beschwerdefrei. Im weiteren Verlauf der Krankheit bleiben Symptome wie Hörstörungen oder Ohrgeräusche sowie Gleichgewichtsstörungen auch zwischen den Anfällen bestehen.
In den meisten Fällen verschwinden die Anfälle nach 5 bis 10 Jahren von alleine. Leider treten bei einigen Betroffenen nach Jahren, manchmal sogar erst nach Jahrzehnten, die Beschwerden auf der anderen Seite auf.

Welche Untersuchungen führt der Arzt durch?

Wenn Sie Ihrem Arzt die typische Symptomkombination aus anfallsartigem Drehschwindel, Hörstörungen und Ohrgeräuschen schildern, wird er schon einmal auf die richtige Fährte geleitet. Um die Diagnose zu sichern, kann er ergänzend folgende Untersuchungen durchführen.

Mithilfe von unterschiedlichen Hörtests kontrolliert der Arzt Ihr Hörvermögen. Dazu führt er z.B. ein Tonschwellenaudiogramm durch. Bei vielen Morbus-Menière-Patienten tritt vor allem in den tieferen Tonlagen eine Schwerhörigkeit auf. Auch die Messung der otoakustischen Emissionen gibt Hinweise darauf, wie stark Ihr Hörvermögen beeinträchtigt ist.
Ihr Arzt untersucht auch Ihren Gleichgewichtssinn. Durch verschiedene Tests, z.B. Stehen oder Gehen mit geschlossenen Augen, überprüft er Ihre Fähigkeiten.
Außerdem wird er Ihre Augenbewegungen überprüfen. Dazu stehen verschiedene Methoden wie die Frenzelbrille, die Elektronystagmografie oder die Videookulografie zur Verfügung.

Gerade am Anfang der Krankheit treten die beschriebenen Beschwerden nur während der Anfälle auf, ansonsten sind die Betroffenen beschwerdefrei. Schildern Sie deshalb Ihrem Arzt alle Symptome, die bisher aufgetreten sind, möglichst genau.

Wie wird Morbus Menière behandelt?

Da die Entstehung der Erkrankung noch nicht vollständig geklärt ist, gibt es keine ursächliche Therapie. Die Behandlung konzentriert sich auf die Linderung der zum Teil heftigen Symptome. **Medikamente** werden eingesetzt, um akute Attacken abzuschwächen und neuen Anfällen vorzubeugen.

- Antivertiginosa wie Dimenhydrinat, Meclozin oder Scopolamin können die vorherrschenden Beschwerden wie Schwindelgefühl oder starke Übelkeit während einer Attacke dämpfen.

- Als Prophylaxe kann der durchblutungsfördernde Wirkstoff Betahistin verordnet werden; in einigen Fällen konnte dadurch die Häufigkeit der Anfälle reduziert werden.
- Da als Ursache von Morbus Menière entzündliche Vorgänge vermutet werden, wird manchmal auch Kortison, z.B. als Infusion, verabreicht, da es Entzündungen hemmt.

Wenn die Krankheit schon weiter fortgeschritten ist, werden auch chirurgische Eingriffe durchgeführt.

- Bei der Sakkotomie wird eine Drainage in das Ohr gelegt, damit die Flüssigkeit aus dem Innenohr abfließen kann.
- Alternativ wird das Antibiotikum Gentamycin durch ein Röhrchen in das Innenohr geleitet, wo es die Sinneszellen des Gleichgewichtsorgans zerstört. Damit wird der Schwin-

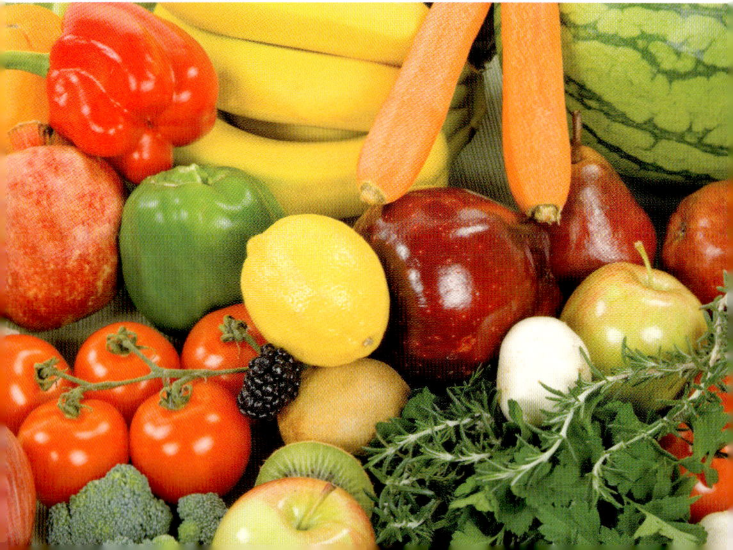

del ausgeschaltet, allerdings kann durch dieses Verfahren auch das Hörvermögen beeinträchtigt werden.

- Bei der Labyrinth-Anästhesie wird ein örtliches Betäubungsmittel direkt in das Gleichgewichtsorgan transferiert, wodurch die heftigen Schwindelattacken nachlassen.
- Letzte Möglichkeit ist ein chirurgischer Eingriff: die operative Durchtrennung des Gleichgewichtsnervs (Neurektomie). Manchmal wird dabei aus Versehen der benachbarte Gesichts- bzw. Hörnerv verletzt.

Lässt sich Morbus Menière komplett heilen?

Nein, da die genaue Ursache der Krankheit noch nicht bekannt ist. Die Intensität und Häufigkeit der Anfälle lässt sich jedoch durch Medikamente, operative Eingriffe und natürlich auch eine positive Lebenseinstellung günstig beeinflussen.

Gibt es noch andere Behandlungsmethoden?

Nach Meinung einiger Experten kann sich eine salzarme Ernährung positiv auf die Lymphflüssigkeit und damit auf die Menière-Krankheit auswirken. Ein Zusammenhang konnte allerdings nicht eindeutig nachgewiesen werden.

Eine bewusste Ernährung hilft möglicherweise bei Morbus Menière und hat noch niemandem geschadet.

Auf Zigaretten (Nikotin verengt die Blutgefäße) und Alkohol (kann Drehschwindel auslösen) sollten Sie als Betroffener, auch wenn es vielleicht schwerfällt, verzichten.

| 6.3 Schwindel bei neurologischen Erkrankungen

Bei einigen neurologischen Erkrankungen kann Schwindel auftreten, er wird aber immer von anderen Symptomen begleitet.

Schwindel bei Durchblutungsstörungen

Eine schlechte Durchblutung des Gehirns kann, neben vielen anderen Symptomen, Schwindelgefühle hervorrufen.
Wenn das Innenohr betroffen ist, treten meist begleitend Hörstörungen oder Ohrgeräusche auf.
Auch wenn das Gleichgewichtszentrum im Gehirn mangelhaft durchblutet wird, zeigen sich neben Schwindel noch andere Beschwerden, da jene Blutgefäße, die das Gleichgewichtszentrum

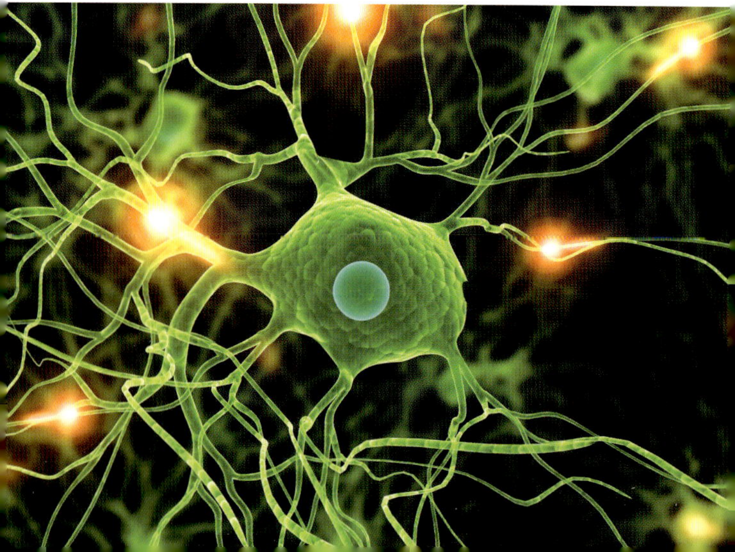

versorgen, auch andere Gehirnareale versorgen. Betroffene leiden fast immer unter Sehstörungen wie Doppelbilder, unscharfes oder verschwommenes Sehen.
Sind andere Bereiche des Gehirns, wie z.B. die Hirnrinde, betroffen, führt dies neben Schwindel zu zahlreichen anderen Symptomen. Begleitend können z.B. Vergesslichkeit, Konzentrationsstörungen oder Kopfschmerzen auftreten.
Das Schwindelgefühl bei Durchblutungsstörungen der Hirnrinde ist meist unbestimmt. Die Betroffenen fühlen sich häufig unsicher, taumelig oder auch benommen.
Generell sollte bei Verdacht auf eine Durchblutungsstörung im Gehirn stets ein Neurologe überprüfen, ob eventuell eine ernstere Ursache wie ein Hirninfarkt („Schlaganfall") oder ein Gehirntumor der Auslöser des Schwindelgefühls ist.
Die Therapie richtet sich nach der ursächlichen Erkrankung und wird vom zuständigen Neurologen oder Internisten angeordnet. Generell können Infusionen mit durchblutungsfördernden Wirkstoffen durchgeführt werden. Als Prophylaxe kann die Einnahme von Acetylsalicylsäure (ASS, z.B. in Aspirin enthalten) verordnet werden.

Schwindel bei multipler Sklerose

Typischerweise tritt die Krankheit in Schüben auf, bei denen sich an verschiedenen Stellen des zentralen Nervensystems entzündlich-degenerative Herde bilden.
Je nachdem, wo der Entzündungsherd sitzt, treten die unterschiedlichsten neurologischen Symptome auf. Wenn

das Gleichgewichtszentrum betroffen ist, kommen häufig Gleichgewichtsstörungen, auch Drehschwindel und Hörstörungen vor. Deshalb ist bei der Diagnose eine Abgrenzung zur Menière-Krankheit besonders wichtig.
Die Therapie der multiplen Sklerose konzentriert sich darauf, die entzündlichen Vorgänge, z.B. mithilfe von Kortison, zu hemmen. Eine Heilung gibt es nicht, der Krankheitsverlauf kann jedoch durch Medikamente verlangsamt werden.

Multiple Sklerose ist eine entzündlich-degenerative Erkrankung des zentralen Nervensystems, deren Mechanismen bis heute noch nicht restlos aufgeklärt sind.

Schwindel bei Migräne

Als Migräne werden (meist) einseitige, heftig-pochende, anfallsartig auftretende Kopfschmerzen bezeichnet. Ihre genaue Ursache ist bis heute nicht vollständig geklärt, aber vermutlich spielt die Vererbung eine wichtige Rolle.
Während eines Anfalls klagen Betroffene außerdem über Übelkeit oder Erbrechen und sind häufig besonders licht-, geräusch oder geruchsempfindlich. Begleitend kann auch Dreh- oder Schwankschwindel auftreten.

Manche Migräne-Anfälle werden durch sogenannte Trigger ausgelöst. Dazu gehören z.B. Stress oder bestimmte Nahrungsmittel wie Rotwein, Käse oder Schokolade. Führen Sie ein Migränetagebuch, um herauszufinden, was Ihre Trigger sind.

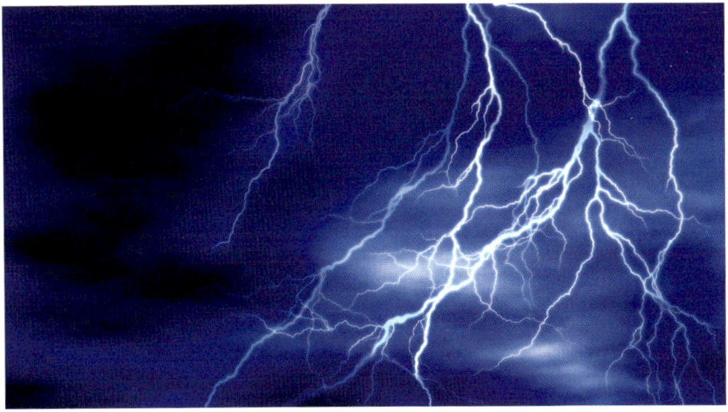

Als Therapie bei Migräne werden vor allem Schmerzmittel angewendet. In manchen Fällen helfen frei verkäufliche Mittel wie Ibuprofen. Bei schweren Anfällen werden sogenannte Triptane verschrieben, die in den Stoffwechsel im Gehirn eingreifen und so den Schmerz wirkungsvoll lindern. Zusätzlich wirken sie gegen Übelkeit und Erbrechen.

Schwindel bei Epilepsie

Sehr selten tritt Schwindel als Vorbote eines epileptischen Anfalls auf. Häufig werden die Betroffenen gleichzeitig bewusstlos, was bis zu mehrere Minuten anhalten kann.
Gar nicht so selten sind Schwindelanfälle als unerwünschte Nebenwirkung von Epilepsiemedikamenten. Dieser Schwindel überdauert dann den epileptischen Anfall. Besprechen Sie mit Ihrem Arzt, ob Sie möglicherweise eine andere Dosierung oder ein anderes Medikament einnehmen können.

6.4 Schwindel bei Tumoren

Generell kann jeder Tumor im Gehirn, der in der Nähe des Gleichgewichtszentrums sitzt, Schwindel hervorrufen. Als typisches Symptom treten Schwindelanfälle aber vor allem bei dem sogenannten Vestibularis-Schwannom auf, einem Tumor, der direkt am Gleichgewichtsnerv sitzt.
Das Vestibularis-Schwannom ist ein gutartiger Tumor, der keine Metastasen (Tochtergeschwulste) bildet und sehr langsam wächst (etwa 2 Millimeter pro Jahr).
Er ist relativ häufig und tritt bei etwa 1 von 100 Menschen auf. Meist verhält sich der Tumor aber vollkommen unauffällig und verursacht keine Beschwerden. Nur bei 1 von 100 000 Personen treten tatsächlich Symptome auf.

Wie entsteht ein Vestibularis-Schwannom?

Der genaue Entstehungsmechanismus ist noch nicht erforscht. In manchen Fällen scheint Vererbung eine Rolle zu spielen.

Welche Symptome treten bei einem Vestibularis-Schwannom auf?

Der Gleichgewichtsnerv verläuft im knöchernen Gehörgang nahe neben dem Hörnerv und dem Gesichtsnerv. Wenn hier ein Tumor wächst, zeigen sich verschiedene Symptome.

- Der Gleichgewichtssinn ist meist nur schwach betroffen, da das Gehirn den langsamen einseitigen Funktionsverlust über die gesunde Seite ausgleichen kann. Betroffene fühlen sich eher allgemein unsicher und unkoordiniert in ihren Bewegungen als richtig schwindelig.

- Stärker und auffälliger sind meist die Störungen des Gehörs. Schon früh treten Tinnitus (Ohrgeräusch) und Hörverlust, zunächst bei höheren Frequenzen, auf.
- Ist der Gesichtsnerv beeinträchtigt, kann es zu unwillkürlichen Zuckungen im Gesicht kommen.

Nervenzellen werden von den sogenannten Schwann-Zellen umhüllt. Ein Tumor, der von diesen Zellen ausgeht, wird als Schwannom bezeichnet.

Welche Untersuchungen führt der Arzt durch?

Bei der sogenannten Hirnstammaudiometrie werden die Antworten des Gehirns auf akustische Reize gemessen. So kann der Arzt genau unterscheiden, ob die Ursache der Schwerhörigkeit im Innenohr oder beim Hörnerv liegt.
Die Kernspintomografie bildet das Gehirn ab, so kann der Arzt herausfinden, ob ein Tumor die Ursache der Beschwerden ist.

Wie wird ein Vestibularis-Schwannom behandelt?

Der Tumor kann operativ entfernt werden. Dank der Mikrochirurgie bleibt in drei Viertel der Fälle das Hörvermögen erhalten und der Gesichtsnerv bleibt verschont.
Wenn der Tumor noch sehr klein ist, wird auch Bestrahlung angewendet. So kann das Wachstum des Tumors gebremst werden, in manchen Fällen verkleinert er sich sogar.

Nach der Entfernung des Schwannoms hilft Krankengymnastik mit speziellen Übungen den Betroffenen, schnell wieder auf die Beine und ins Gleichgewicht zu kommen.

Lässt sich ein Vestibularis-Schwannom komplett heilen?
Auch wenn der Tumor komplett entfernt wird, bleiben Beschwerden zurück. Je nachdem, wie stark Gleichgewichts- und Hörnerv durch die Geschwulst und eventuell auch die Operation geschädigt wurden, treten als dauerhafte Folgen Hörverlust, Tinnitus oder Gleichgewichtsprobleme auf.

Gibt es noch andere Behandlungsmethoden?
Durch die Entfernung des Tumors geht auf der betroffenen Seite die Gleichgewichtsfunktion verloren. Dies äußert sich durch starken Schwindel. Auch wer noch im Krankenbett liegt, kann schon mit Gleichgewichtsübungen anfangen, dadurch bessern sich die Beschwerden rasch.

Je früher der Tumor entdeckt und behandelt wird, desto geringer sind die bleibenden Schäden.

6.5 Neuritis vestibularis

Hat Sie der Drehschwindel ganz plötzlich überfallen? Zucken Ihre Augen hin und her und ist Ihnen auch noch richtig übel? Dann leiden Sie vielleicht unter dem Ausfall eines Gleichgewichtsorgans (Neuritis vestibularis).

Wie entsteht eine Neuritis vestibularis?

Die genaue Ursache ist noch nicht erforscht. Im Moment gehen viele Ärzte davon aus, dass eine Virusinfektion den Gleichgewichtsnerv oder die Sinneszellen im Gleichgewichtsorgan angreift, was zum Ausfall des Vestibularis-Organs führt.

Welche Symptome treten bei einer Neuritis vestibularis auf?

- Typisch für die Krankheit sind der heftige Drehschwindel (immer in dieselbe Richtung) und eine Fallneigung (auf die Seite des kranken Ohrs). Viele Betroffene können sich gerade zu Beginn kaum auf den Beinen halten.
- Dazu kommt meist eine starke Übelkeit, evtl. mit Erbrechen.
- Die Augen zeigen heftige, spontane Nystagmen, die schnelle Bewegung weist zum gesunden Ohr.
- Am Gehör zeigen sich normalerweise keine Symptome, außer in seltenen Fällen, wenn das ganze Innenohr ausfällt.

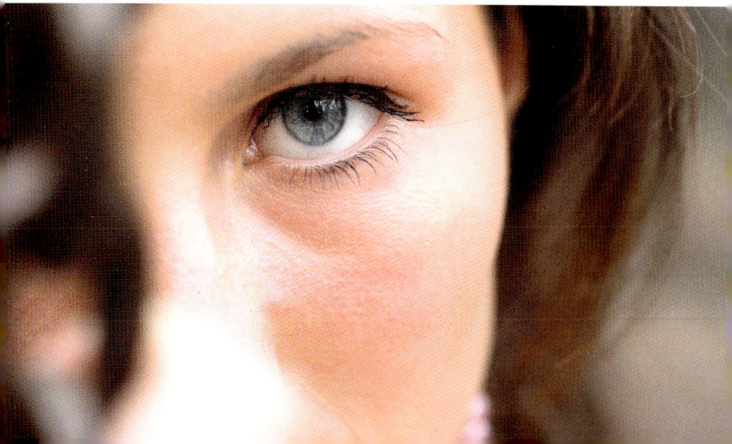

Die Neuritis vestibularis hat viele Namen: akuter Vestibularis- oder Labyrinthausfall, Neuropathia vestibularis, Apoplexia labyrinthi.

Welche Untersuchungen führt der Arzt durch?

Für die Diagnose sind die typischen Symptome wegweisend:

- heftiger Drehschwindel mit Fallneigung
- starke Übelkeit, Erbrechen
- spontaner Nystagmus

Bei der kalorischen Prüfung lassen sich beim Spülen des Gehörgangs mit warmem Wasser auf der betroffenen Seite keine oder nur schwache Nystagmen auslösen.

Gleichgewichtsprüfungen wie der Romberg-Stehtest zeigen, dass der Patient kaum gehen oder stehen kann.

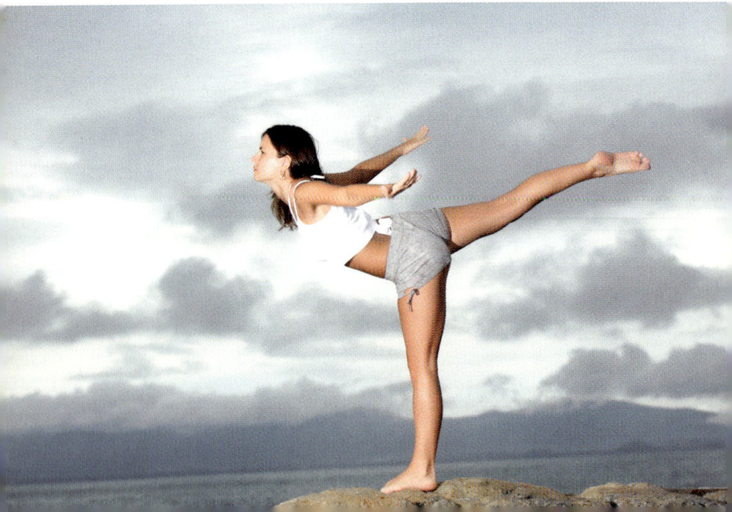

Wie wird eine Neuritis vestibularis behandelt?

Für den Patienten ist anfangs am wichtigsten, dass der heftige Schwindel und die Übelkeit gelindert werden. Beides wird erfolgreich mit **Medikamenten** wie Dimenhydrinat (Vomex®) oder Meclozin (Postafen®) behandelt. Da diese Substanzen aber die kompensatorischen Heilungsvorgänge im Gehirn behindern, sollten sie nicht länger als 2 Tage eingenommen werden.
Ruhe und Schonung sind in diesem Fall kontraproduktiv! Am wichtigsten sind **Gleichgewichtsübungen**, die das Gleichgewichtssystem fordern und trainieren. Auf diese Weise gewöhnt sich das Gehirn schnell an die neue Situation, dass nur noch ein Gleichgewichtsorgan Informationen liefert.

Das Gehirn gewöhnt sich daran, dass nur noch ein Gleichgewichtsorgan arbeitet. Dieser Vorgang wird vestibuläre Kompensation genannt.

Lässt sich die Neuritis vestibularis komplett heilen?

Die akuten Beschwerden wie Schwindel und Übelkeit lassen nach, sobald sich das Gehirn an die neue Situation gewöhnt hat. Selbst wenn ein Gleichgewichtsorgan dauerhaft ausfällt, reichen die Informationen der gesunden Seite aus, um auch nach einer Neuritis vestibularis im Gleichgewicht zu bleiben.

Gibt es noch andere Behandlungsmethoden?

Infusionsbehandlungen sollen die Durchblutung des Innenohrs verbessern. Allerdings ist nicht wirklich erwiesen, dass diese

Medikamente tatsächlich eine durchblutungsfördernde Wirkung haben. Außerdem liegt die Ursache der Neuritis vestibularis vermutlich gar nicht in einer mangelhaften Durchblutung.

| 6.6 Weitere Schwindelformen

Sie haben Ihren Schwindel noch nicht ausgemacht? Dann werden Sie vielleicht in diesem Kapitel fündig.

Psychogener Schwindel

Auch die Psyche kann Schwindelgefühle auslösen. Relativ häufig ist der phobische Schwindel oder Angst-Schwindel. Die Beschwerden treten in angstbesetzten Situationen auf, z.B. in großen Menschenmengen oder in der U-Bahn.
Die Betroffenen fühlen sich dann allgemein unsicher, der Boden scheint unter den Füßen zu schwanken.

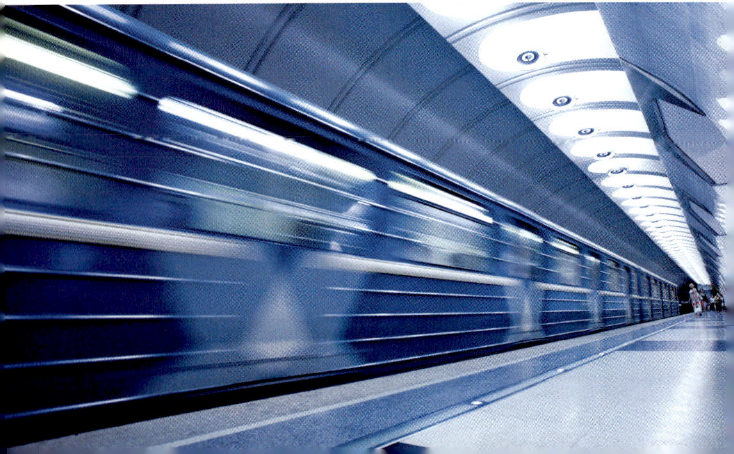

Auch eine vorangegangene organische Erkrankung kann psychogenen Schwindel hervorrufen. Die Krankheit, z.B. der Ausfall eines Gleichgewichtsorgans, ist zwar geheilt, aber zurück bleibt die Angst vor einem neuen Zwischenfall.

Die Angst vor Schwindel kann zu einem Teufelskreis führen: Die Angst löst Schwindel aus, der wiederum die Angst vor Schwindel verstärkt, wodurch wieder neuer Schwindel ausgelöst wird etc.

Auch Depressionen können Schwindel hervorrufen.
Zur Therapie gehört zunächst der Ausschluss einer organischen Ursache, diese muss extra behandelt werden.

- Verhaltenstherapie kann drei Viertel der Betroffenen von ihren Beschwerden befreien. Dabei lernen sie, die Angst auslösenden Situationen nicht zu meiden, sondern zu suchen und auszuhalten, bis mit der Zeit die Angst nachlässt.
- Medikamente, die die Angst dämpfen, sogenannte Tranquilizer wie z.B. Valium, sollten vorsichtig eingesetzt werden, da sie relativ schnell sowohl körperlich als auch psychisch abhängig machen. Antidepressiva werden nicht nur bei Depressionen eingesetzt, da sie ebenfalls die Angst dämpfen, aber nicht abhängig machen. Generell können Medikamente aber nur die Symptome der Angst lindern.
- Falls der psychogene Schwindel auf einer vorangegangenen organischen Erkrankung beruht, kann eine Bewegungstherapie helfen, das Körpergefühl wieder zu verbessern und das Vertrauen in das eigene Gleichgewicht zu stärken.

Zentraler Lageschwindel

Der zentrale Lageschwindel äußert sich durch Schwindelanfälle, die bei bestimmten Kopf- oder Körperhaltungen auftreten, zusätzlich treten Nsytagmen und Übelkeit auf. Die Symptome dauern mehrere Minuten an, damit lässt sich diese Schwindelform relativ einfach vom gutartigen Lagerungsschwindel abgrenzen. Die Ursache des zentralen Lageschwindels liegt im Kleinhirn oder Hirnstamm. Mögliche Auslöser sind Tumoren oder Metastasen, Entzündungen bei einer multiplen Sklerose, Blutungen, Infarkte oder Migräneattacken.
Die Behandlung richtet sich nach der Grunderkrankung. Tumoren werden bestrahlt oder operiert, ein Schub der multiplen Sklerose wird meist mit dem Entzündungshemmer Kortison behandelt. Nach einem Hirninfarkt werden zur Prophylaxe blutverdünnende Medikamente verabreicht.
Die Lagerungstherapie ist beim zentralen Lageschwindel nutzlos, da die Ursache nicht im Gleichgewichtsorgan liegt.

Lageabhängigen Schwindel sollten Sie immer durch einen Arzt abklären lassen, damit eine ernstere Erkrankung ausgeschlossen werden kann.

Reise- oder Bewegungskrankheit

Was nutzt der schönste Urlaub, wenn schon die Anreise mit Auto, Schiff oder Flugzeug eine Qual ist?
Am Anfang fühlt man sich vielleicht nur etwas schlapp oder auch unwohl, dann kommen Schwindel und Übelkeit dazu, und am Ende steht leider häufig das Erbrechen.

Vielen Menschen sind diese Symptome nur allzu vertraut. Aber wie werden sie eigentlich genau hervorgerufen?

Bei der Bewegungskrankheit wird das Gleichgewichtszentrum mit widersprüchlichen und ungewohnten Informationen überschüttet.

- Die Augen blicken auf die ruhige Landkarte, doch das Gleichgewichtsorgan meldet gleichzeitig eine stetige Vorwärtsbewegung, dann vielleicht plötzlich ein Abbremsen, eine Kurve nach links und ... schon ist es passiert. Das Gehirn kann diese widersprüchlichen Informationen nicht mehr sinnvoll verknüpfen, die Folge ist das Schwindelgefühl.

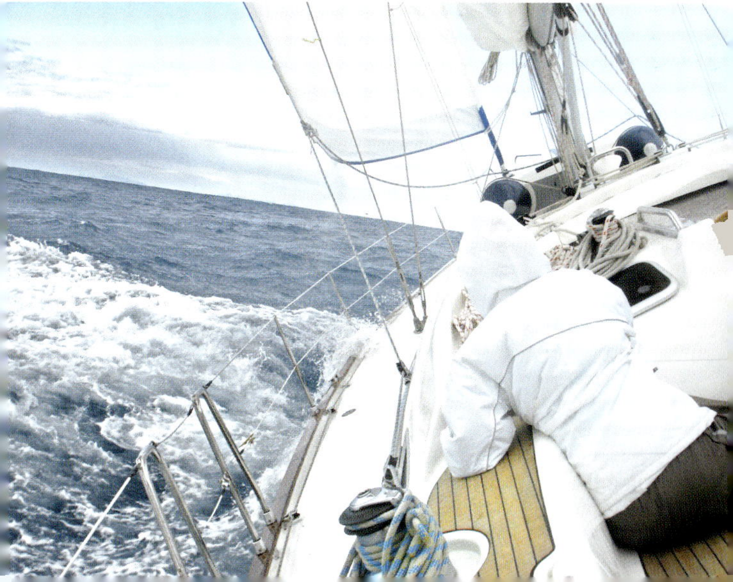

- Viele Menschen sind die schwankenden und schaukelnden Bewegungen auf einem Schiff nicht gewohnt. Ihnen wird übel, besonders wenn das Auge nur die scheinbar unbeweglichen Kajütenwände mit der Blümchentapete sieht.

Damit Ihr Urlaub trotz Auto oder Schiff ein Erfolg wird, befolgen Sie ein paar einfache **Verhaltensmaßregeln**:

- Schon gemerkt? Dem Fahrer wird nie schwindelig; sind Sie anfällig, ist es besser, sich selbst ans Steuer zu setzen!
- Als Beifahrer stecken Sie Ihren Kopf besser nicht in ein Buch, sondern beobachten die vorüberziehende Landschaft.
- Auf dem Schiff halten Sie sich am besten an Deck auf (wenn es das Wetter erlaubt). Die gute Nachricht ist: Der Körper gewöhnt sich an die ungewohnten Bewegungen. So sind Sie zum Kapitänsdinner am Abend fit.
- Medikamente gegen Reisekrankheit, z.B. Dramamin, bekämpfen die Übelkeit, machen meist aber auch müde. Scopolamin-Pflaster wirken über die Haut und werden bei Seekrankheit empfohlen. Ein Geheimtipp ist Ingwer (z.B. Zintona®): wirkt gut gegen Übelkeit, macht aber nicht müde wie die andren Mittel.

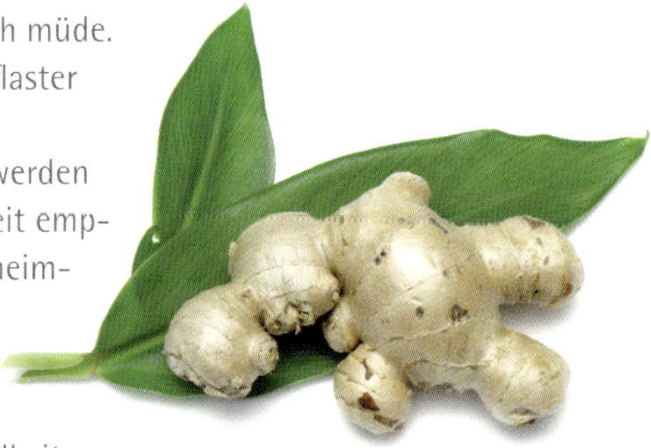

Schwindel im Alter

Mit zunehmendem Alter wird Schwindel häufiger. Ursache ist oft eine sogenannte **Polyneuropathie**. Bei dieser Erkrankung werden die peripheren Nerven durch entzündliche oder degenerative (abbauende) Vorgänge geschädigt. Auslöser können z.B. Diabetes mellitus, chronischer Alkoholmissbrauch oder Infektionen sein.
Die Nerven in den Beinen sind geschädigt und liefern deshalb weniger Informationen an das Gehirn. Dieses hat nun Schwierigkeiten, das Gleichgewicht zu halten.
Die Behandlung richtet sich nach der Grunderkrankung. Ein Stock als Stütze kann helfen, die fehlenden Informationen der Beinnerven über die Arme auszugleichen.

Schwindel durch Wohngifte

Ihnen wird nur in den eigenen vier Wänden schwindelig? Sie fühlen sich müde, abgeschlagen oder leiden unter Kopfschmerzen? Dann haben Sie vielleicht unerwünschte Untermieter wie Schimmelpilze oder Bakterien in Ihrer Wohnung.
Sprechen Sie Ihren Hausarzt darauf an, der kann Sie an einen Umweltmediziner überweisen. Eine Wohngiftanalyse spürt Schadstoffquellen in Ihrem Heim auf.

Vorbeugend sollten Sie mehrfach täglich einige Minuten stoßlüften (für 5 bis 10 Minuten alle Fenster weit auf!), so hat der Schimmel keine Chance.

7 Umgang mit Schwindel

Wie vermeiden Sie Schwindel? Wie können Sie trotz einer Schwindelerkrankung das Leben in vollen Zügen genießen? Wie unterstützen Sie durch Ihre Lebensgestaltung die Therapie? In diesem Kapitel finden Sie Tipps und Antworten auf diese Fragen.

7.1 Genussgifte und das Gleichgewicht

Wie der Begriff „Genussgifte" schon andeutet, haben kleine Sünden wie Koffein, Nikotin oder Alkohol zwei Seiten.

Neben dem erwünschten Effekt, ein Tässchen Kaffee zum Wachwerden oder ein Schoppen Wein zum Entspannen, wirken Alkohol, Nikotin und Koffein leider auch auf unser Gleichgewicht.

Alkohol und Schwindel

Fast jeder Mensch hat schon am eigenen Leib erfahren, dass eine gewisse Menge an Alkohol Schwindel auslösen kann. er wirkt an verschiedenen Stellen:

- Im Gleichgewichtsorgan führt er zur Erregung der Sinneszellen, was z.B. im Liegen zu starkem Drehschwindel führen kann. (Als Notanker lässt man deshalb aus dem Bett ein Bein heraushängen, um sich über die Bodenberührung zu „erden".)
- Im Kleinhirn wird die Feinabstimmung der Körper- und Augenbewegungen gehemmt. Darum will unsere Zunge nicht richtig gehorchen, wenn wir ein Gläschen zu viel hatten.

- Alkohol erweitert die Blutgefäße und senkt so den Blutdruck, was zu Schwindel und Ohnmacht führen kann.
- Chronischer Alkoholmissbrauch über längere Zeit kann sogar zu einer Polyneuropathie führen.

Geringe Mengen Alkohol wirken sich allerdings günstig auf Erholungsvorgänge nach einer Schwindelerkrankung aus. Deshalb gilt auch hier: Das richtige Maß entscheidet.

Nikotin und Schwindel

Nikotin hat keinen direkten Einfluss auf das Gleichgewichtssystem. Allerdings wirkt es gefäßverengend, was auch zu einer geringeren Durchblutung des Innenohrs führen kann.
Andere schädigende Effekte des Nikotins wie ein erhöhtes Risiko für Bronchialkarzinome oder Herz-Kreislauf-Erkrankungen sind hinlänglich bekannt. Wäre deshalb nicht vielleicht heute der richtige Tag, um mit dem Rauchen aufzuhören?

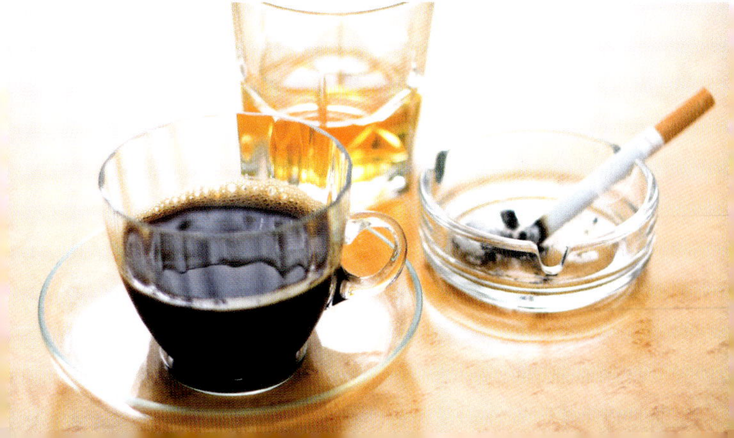

Koffein und Schwindel

Koffein wirkt allgemein anregend auf den Körper; außerdem hat es einen positiven Einfluss auf kompensatorische (Erholungs-)Vorgänge des Gleichgewichtssystems bei einer Schwindelerkrankung. Ein Tässchen Tee oder Kaffee in Ehren müssen Sie also nicht verwehren, sondern können Sie ruhig genießen.

7.2 Medikamente und Schwindel

Leider haben manche der bunten Pillen, die wir gegen unsere Zipperlein und Wehwehchen schlucken, auch unerwünschte Nebenwirkungen, eine der häufigsten ist Schwindel.

Auswirkungen am Innenohr

Bestimmte Antibiotika, sogenannte Aminoglykoside, greifen die Sinneszellen in unserem Gleichgewichtsorgan an und rufen auf diese Weise Schwindel hervor.

Aminoglykoside werden z.B. gegen Hirnhautentzündung oder Lungeninfektionen eingesetzt.

Durch eine sorgfältige Dosierung lassen sich diese unerwünschten Nebenwirkungen aber einschränken.
Auch Zytostatika (zelltötende Substanzen), die bei einer Chemotherapie gegen bösartige Tumoren eingesetzt werden,

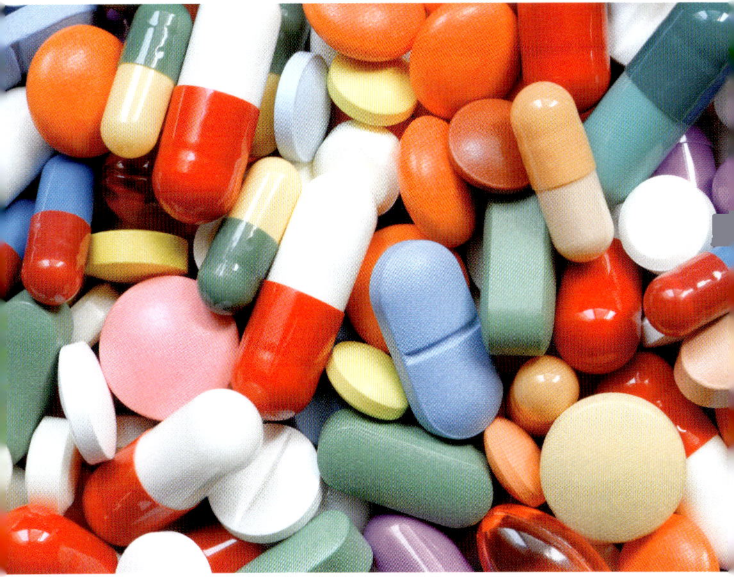

können die Sinneszellen im Ohr angreifen. Hier muss der behandelnde Arzt das Therapieziel und die möglichen Nebenwirkungen sorgfältig gegeneinander abwägen.

Auswirkungen im Gleichgewichtszentrum

Schlaf-, Schmerz- und Beruhigungsmittel, die allgemein dämpfend wirken, beeinflussen auch das Gleichgewichtszentrum in Gehirn. Antiepileptika, Antirheumatika sowie Antiallergika können ebenfalls Schwindel erzeugen. Wenn Sie unter einer Gleichgewichtsstörung leiden und eines dieser Medikamente benötigen, sprechen Sie mit Ihrem Arzt ab, welche Dosierung geeignet ist oder ob es eine Alternative gibt. Geben Sie bei jedem Arztbesuch außerdem unbedingt an, welche Medikamente Sie sonst noch einnehmen, da manchmal unerwünschte Wechselwirkungen zwischen den unterschiedlichen Substanzen auftreten können.

Schlaf- und Beruhigungsmittel sollten Sie immer unter ärztlicher Kontrolle einnehmen.

7.3 Drogen und Schwindel

Bewusstseinsverändernde Drogen können Schwindel hervorrufen, wobei sie meist stärker das visuelle System beeinflussen als das Gleichgewichtssystem. Die Orientierung im Raum und die Gleichgewichtsregulation können komplett ausfallen, was zu schlimmen, unkontrollierbaren Stürzen führen kann. Bei Menschen mit Schwindelerkrankungen können diese Folgen nach dem Konsum von Drogen verstärkt auftreten.

7.4 Allgemeine Lebensführung

Wie können Sie durch Ihren Lebensstil eine mögliche Schwindelerkrankung positiv beeinflussen? Kann man das Gleichgewichtsorgan trainieren? Gibt es eine spezielle Diät gegen Schwindel? Hier finden Sie Tipps für den Alltag.

Ernährung und Schwindel

Manche Experten raten bei Morbus Menière zu einer salzarmen Kost, da dies die Lymphflüssigkeit möglicherweise positiv beeinflusst. Auch wenn die Wirksamkeit umstritten ist, kann es nicht schaden, den Salzkonsum etwas einzuschränken. Damit beugen Sie gleichzeitig Bluthochdruck und Kreislaufproblemen vor.
Auch sonst freut sich Ihr Körper über eine ausgewogene, abwechslungsreiche Ernährung mit Ballaststoffen, Vitaminen, Spurenelementen und ausreichend Flüssigkeit.
Für die Sinneszellen im Ohr sind besonders Vitamin A (z.B. in Spinat, Fenchel, Eiern und Milchprodukten) und Vitamin E (z.B. in Nüssen, Samen oder Pflanzenölen) wichtig.
Alkohol und Koffein können Sie in Maßen genießen.

Es gibt keine spezielle Diät gegen Schwindel.

Sport und Schwindel

Bewegung tut Ihrem ganzen Körper und auch Ihrem Gleichgewichtssystem gut. Wenn Sie immer nur vor dem Fernseher rasten, rostet Ihr Gleichgewichtssystem!

- Sportarten wie Tischtennis, Badminton, Tanzen oder Volleyball fördern Ihre **Koordinationsfähigkeit**; auch Fahrradfahren eignet sich als Übung fürs Gleichgewicht.
- **Ausdauertraining** wie Walken oder auch Joggen verbessert die Durchblutung im ganzen Körper.

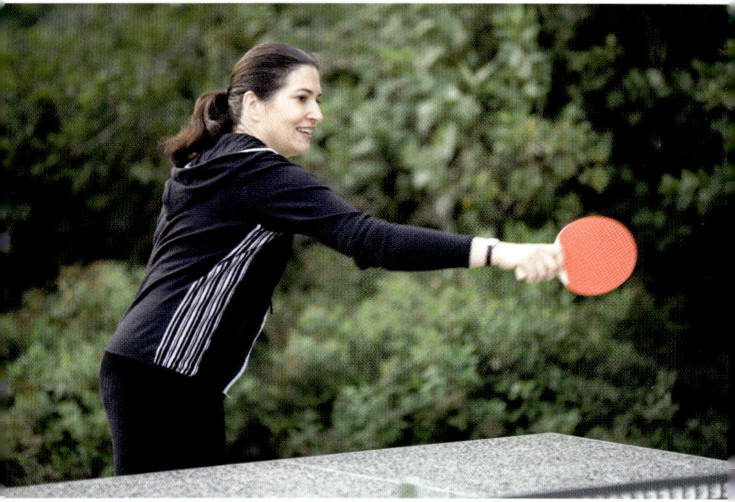

- Bewegungsübungen wie **Tai Chi** oder **Chi Gong** verbessern Ihr Körpergefühl und bringen nicht nur Ihren Körper, sondern auch Ihren Geist ins Gleichgewicht.

Auf keinen Fall dürfen Sie mit einer Schwindelerkrankung tauchen! Da unter Wasser die Sinneswahrnehmungen von Auge, Ohr und Tastsinn stark eingeschränkt sind, muss sich der Taucher ganz auf sein Gleichgewichtssystem verlassen können. Ist dies beeinträchtigt, verliert er völlig die Orientierung.

Wenn Sie bereits unter einer Schwindelerkrankung leiden, sollten Sie Sportarten, bei denen man schwer stürzen kann, vermeiden. Dazu gehören z.B. Reiten, Klettern oder Skifahren.

Training für das Gleichgewicht

Durch spezielle Übungen können Sie Ihr Gleichgewichtssystem jeden Tag ganz einfach trainieren und fit halten. Üben Sie zunächst mit einem Krankengymnasten oder Physiotherapeuten, damit Sie die Bewegungsabläufe richtig erlernen.
Wenn Sie sich zu Beginn noch etwas unsicher auf den Beinen fühlen, holen Sie sich einfach Unterstützung aus der Familie. So können Sie entspannt ans Werk gehen.

Augentraining

- Legen Sie sich entspannt auf den Rücken. Schauen Sie mit beiden Augen abwechselnd nach oben, nach unten, nach links und nach rechts. Ihr Kopf bleibt dabei ruhig.

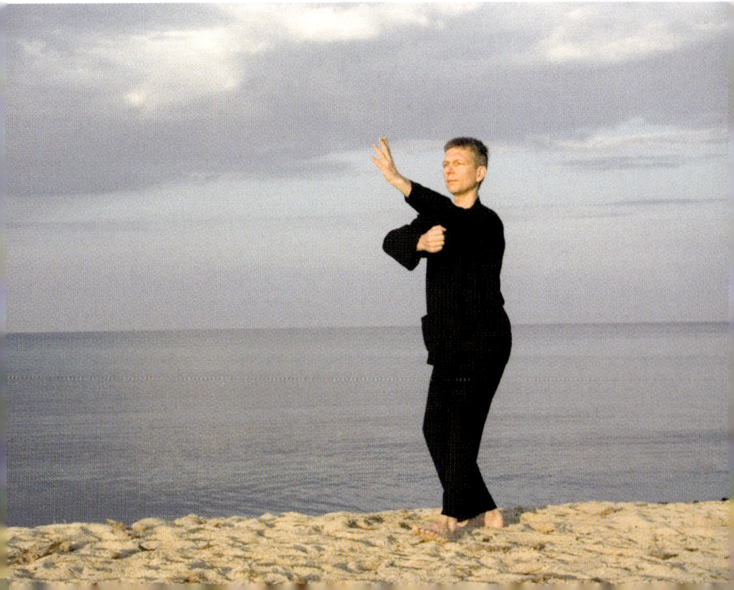

- Setzen Sie sich auf einen Stuhl. Strecken Sie einen Arm mit geballter Faust nach vorne aus, der Daumen zeigt nach oben. Bewegen Sie nun Ihren Arm langsam nach rechts und links, dann nach oben und unten. Dabei folgt Ihr Blick immer dem Daumen, der Kopf bleibt ruhig.
- Führen Sie dieselbe Übung wie vorher durch, aber diesmal bleibt Ihre Hand ruhig und Ihr Kopf bewegt sich zur Seite bzw. nach oben und unten. Ihre Augen fixieren den Daumen.

Gleichgewichtsverlagerung

- Stellen Sie sich aufrecht hin, die Füße etwa hüftbreit auseinander, Ihre Arme hängen seitlich locker herab. Spüren Sie bewusst Ihr Gewicht, gleichmäßig auf beide Füße verteilt. Verlagern Sie nun langsam das Gewicht so weit auf eine Seite, dass der andere Fuß praktisch unbelastet ist. Dabei berühren beide Füße ständig den Boden. Kehren Sie in die Mitte zurück und verlagern Sie dann Ihr Gewicht zur anderen Seite. Erschwert wird die Übung, wenn Sie sie mit geschlossenen Augen durchführen.
- Nehmen Sie dieselbe Ausgangsposition wie vorher ein. Verlagern Sie nun Ihr Körpergewicht nach hinten auf die Fersen und dann nach vorne auf die Fußspitzen. Auch diese Übung können Sie zunächst mit offenen, dann mit geschlossenen Augen durchführen.

Koordinationsübung

- Werfen Sie im Stehen einen Ball mit einer Hand in einem Bogen in die andere Hand. Kopf und Blick folgen der Bewegung. Fortgeschrittene üben auf einem Bein.

Adressen

- **Deutsche Klinik für Diagnostik, Schwindelambulanz der Abteilung Neurologie**
  Aukammallee 33, 65191 Wiesbaden
  neuro@dkd-wiesbaden.de
- **Schwindelambulanz der Neurologischen Klinik der Ludwig-Maximilians-Universität München Klinikum Großhadern,** Marchioninistr. 15, 81377 München
  www.schwindelambulanz-muenchen.de
- **Schwindelambulanz Lübeck, Universitätsklinikum Schleswig-Holstein**
  Campus Lübeck/Klinik für Neurologie
  Ratzeburger Allee 160, 23538 Lübeck,
  www.schwindelambulanz-luebeck.de
- **Schwindelambulanz Charité,**
  Universitätsmedizin Berlin Klinik und Poliklinik für Neurologie Augustenburger Platz 1, 13353 Berlin

Informationen im Internet

www.kimm-ev.de (Selbsthilfegruppe für Menière-Patienten)
www.tinnitus-liga.de (Selbsthilfeorganisation für Tinnitus, Hörsturz und Morbus Menière)
www.migraeneliga.com (Selbsthilfegruppe bei Migräne)
www.schwindelambulanz-muenchen.de/html/Schwindeltagebuch.htm (Schwindeltagebuch als Download)

Glossar

Antivertiginosa: Medikamente, die die Aktivität des Gleichgewichtssystems dämpfen, z.B. Dimenhydrinat oder Scopolamin

Bogengänge: mit Flüssigkeit (Endolymphe) gefüllte Knochengänge im Innenohr, die Drehbewegungen des Kopfes erkennen

Drehschwindel: spezielle Schwindelform, bei der sich die Umgebung oder der eigene Körper zu drehen scheinen

Elektronystagmografie: Untersuchungsmethode für Augenbewegungen; auf die Schläfen geklebte Elektroden messen die elektrischen Spannungsschwankungen, die bei Augenbewegungen auftreten

Endolymphe: Flüssigkeit innerhalb der Bogengänge des Gleichgewichtsorgans; wird durch eine Membran von der Perilymphe getrennt

Frenzelbrille (Lupenbrille): beleuchtete Brille mit sehr starken Gläsern für die Untersuchung der Augenbewegungen

Gleichgewichtszentrum: Region im Hirnstamm, die die Informationen des Gleichgewichtsorgans, der Augen und der Tastnerven aufnimmt und verarbeitet und so unser Gleichgewicht steuert

Lagerungsschwindel: Schwindelform, die durch eine Veränderung der Kopfposition ausgelöst wird; meist vorübergehend

Lagerungstraining: spezielle Übungen zur Verlagerung abgelöster Ohrsteinchen; zur Therapie bei gutartigem Lagerungsschwindel

Lageschwindel: Schwindel, der bei bestimmten Kopfhaltungen auftritt und nur so lange dauert, wie die Position beibehalten wird

Menière-Krankheit (Morbus Menière): Erkrankung des Innenohrs mit Anfällen von Drehschwindel, Hörminderung und Ohrgeräuschen; Hör- und Gleichgewichtssinn können dauerhaft geschädigt werden

Neuritis vestibularis: Entzündung des Gleichgewichtsnervs (Nervus vestibularis), bei der akuter Schwindel (mit Fallneigung zur betroffenen Seite), Nystagmen und Erbrechen auftreten

Nystagmus: ruckartige Augenbewegung, bei der sich schnelle Bewegungen in die eine Richtung mit langsamen Bewegungen in die Gegenrichtung abwechseln; Nystagmen sind meist Anzeichen für eine Störung des Gleichgewichtsorgans

Otolithenorgan: ein Teil des Gleichgewichtsorgans, das speziell geradlinige Bewegungen nach oben und unten erkennt; auf den Sinneszellen sitzen kleine Kristalle (Otolithen, Ohrsteinchen)

Perilymphe: Flüssigkeit in den Bogengängen, die den Endolymphschlauch, der durch eine Membran umhüllt wird, umgibt

Phobie: krankhafte Angst, die durch spezielle Situationen ausgelöst wird; als Symptom kann Schwindel auftreten (phobischer Schwindel)

Polyneuropathie: entzündliche und degenerative Erkrankung der peripheren Nerven, die zu Missempfindungen in den Beinen führt

Tinnitus (Ohrensausen, Ohrgeräusch): störende Töne oder Geräusche, die nur der Betroffene selbst hört (z.B. Rauschen, Pfeifen, Klingeln, Brummen); wahrscheinlich durch defekte Sinneszellen ausgelöst

Vestibuläres System (Gleichgewichtssystem): erkennt die eigenen Kopfbewegungen und die Schwerkraft; besteht aus Gleichgewichtsorgan, Augen, Tastsinn und Gleichgewichtszentrum im Gehirn

Vestibularis-Schwannom: fast immer gutartiger, seltener und langsam wachsender Tumor direkt am Gleichgewichtsnerv

Videookulografie: Untersuchungsmethode für Augenbewegungen: „Taucherbrille" mit eingebauten Videokameras nimmt die Augenbewegungen auf, die dann elektronisch ausgewertet werden

Index

Manuskripterstellung und -bearbeitung:
Dr. Sebastian v. Stuckrad-Barre, Willi Haas
Redaktion: Nathalie Blanck
Layout: Petra Rau
Satz: Verlags-Service Marion Mühlbauer
Fotos: Fotolia, Willi Haas
Grafiken: Alexander Hefele, Petra Rau
Herstellung: Alexander Storck, Petra Rau

Wichtiger Hinweis:
Der Stand der medizinischen Wissenschaft ist durch Forschung und klinische Erfahrung ständig im Wandel. Autor und Verlag haben größte Mühe darauf verwandt, dass die Angaben in diesem Werk korrekt sind und dem derzeitigen Wissensstand entsprechen. Für die Angaben kann von Autor und Verlag jedoch keine Gewähr übernommen werden. Jeder Benutzer ist dazu aufgefordert, Angaben dieses Werkes gegebenenfalls zu überprüfen und in eigener Verantwortung am Patienten zu handeln.
Geschützte Warennamen (Warenzeichen) werden nicht besonders kenntlich gemacht. Aus dem Fehlen eines solchen Hinweises kann also nicht geschlossen werden, dass es sich um einen freien Handelsnamen handelt.

Nördliche Münchner Str. 28, 82031 Grünwald
www.media4u.com
ISBN 978-3-89862-808-2
Druck: AZ Druck und Datentechnik GmbH, Kempten